THIS BOOK DBELONGS TO:

NAME: _____

PHONE: _____

EMAIL: _____

_____

Copyright © 2018 by Angel Creations

All rights reserved. No part of this publication
may be copied, reproduced in any format, by any means,
electronic or otherwise, without prior consent from the copyright
owner and publisher of this book.

MON: _____ / _____ / _____   WEEK OF: _____

WATER: _____ (8 oz) SLEEP: _____ (hrs)	BEFORE	AFTER
BREAKFAST:		
LUNCH:		
DINNER:		
BEDTIME:		
SNACKS:		

TUE: _____ / _____ / _____

WATER: _____ (8 oz) SLEEP: _____ (hrs)	BEFORE	AFTER
BREAKFAST:		
LUNCH:		
DINNER:		
BEDTIME:		
SNACKS:		

WED: _____ / _____ / _____

WATER: _____ (8 oz) SLEEP: _____ (hrs)	BEFORE	AFTER
BREAKFAST:		
LUNCH:		
DINNER:		
BEDTIME:		
SNACKS:		

THU: _____ / _____ / _____

WATER: _____ (8 oz) SLEEP: _____ (hrs)	BEFORE	AFTER
BREAKFAST:		
LUNCH:		
DINNER:		
BEDTIME:		
SNACKS:		

FRI: _____ / _____ / _____

WATER: _____ (8 oz)	SLEEP: _____ (hrs)	BEFORE	AFTER
BREAKFAST:			
LUNCH:			
DINNER:			
BEDTIME:			
SNACKS:			

SAT: _____ / _____ / _____

WATER: _____ (8 oz)	SLEEP: _____ (hrs)	BEFORE	AFTER
BREAKFAST:			
LUNCH:			
DINNER:			
BEDTIME:			
SNACKS:			

SUN: _____ / _____ / _____

WATER: _____ (8 oz)	SLEEP: _____ (hrs)	BEFORE	AFTER
BREAKFAST:			
LUNCH:			
DINNER:			
BEDTIME:			
SNACKS:			

NOTES: _____

_____

_____

_____

_____

_____

_____

MON: _____ / _____ / _____ WEEK OF: _____

WATER: _____ (8 oz)	SLEEP: _____ (hrs)	BEFORE	AFTER
BREAKFAST:			
LUNCH:			
DINNER:			
BEDTIME:			
SNACKS:			

TUE: _____ / _____ / _____

WATER: _____ (8 oz)	SLEEP: _____ (hrs)	BEFORE	AFTER
BREAKFAST:			
LUNCH:			
DINNER:			
BEDTIME:			
SNACKS:			

WED: _____ / _____ / _____

WATER: _____ (8 oz)	SLEEP: _____ (hrs)	BEFORE	AFTER
BREAKFAST:			
LUNCH:			
DINNER:			
BEDTIME:			
SNACKS:			

THU: _____ / _____ / _____

WATER: _____ (8 oz)	SLEEP: _____ (hrs)	BEFORE	AFTER
BREAKFAST:			
LUNCH:			
DINNER:			
BEDTIME:			
SNACKS:			

FRI: _____ / _____ / _____

WATER: _____ (8 oz) SLEEP: _____ (hrs)		BEFORE	AFTER
BREAKFAST:			
LUNCH:			
DINNER:			
BEDTIME:			
SNACKS:			

SAT: _____ / _____ / _____

WATER: _____ (8 oz) SLEEP: _____ (hrs)		BEFORE	AFTER
BREAKFAST:			
LUNCH:			
DINNER:			
BEDTIME:			
SNACKS:			

SUN: _____ / _____ / _____

WATER: _____ (8 oz) SLEEP: _____ (hrs)		BEFORE	AFTER
BREAKFAST:			
LUNCH:			
DINNER:			
BEDTIME:			
SNACKS:			

NOTES: _____

_____

_____

_____

_____

_____

_____

MON: _____ / _____ / _____   WEEK OF: _____

WATER: _____ (8 oz) SLEEP: _____ (hrs)		BEFORE	AFTER
BREAKFAST:			
LUNCH:			
DINNER:			
BEDTIME:			
SNACKS:			

TUE: _____ / _____ / _____

WATER: _____ (8 oz) SLEEP: _____ (hrs)		BEFORE	AFTER
BREAKFAST:			
LUNCH:			
DINNER:			
BEDTIME:			
SNACKS:			

WED: _____ / _____ / _____

WATER: _____ (8 oz) SLEEP: _____ (hrs)		BEFORE	AFTER
BREAKFAST:			
LUNCH:			
DINNER:			
BEDTIME:			
SNACKS:			

THU: _____ / _____ / _____

WATER: _____ (8 oz) SLEEP: _____ (hrs)		BEFORE	AFTER
BREAKFAST:			
LUNCH:			
DINNER:			
BEDTIME:			
SNACKS:			

FRI: _____ / _____ / _____

WATER: _____ (8 oz)	SLEEP: _____ (hrs)	BEFORE	AFTER
BREAKFAST:			
LUNCH:			
DINNER:			
BEDTIME:			
SNACKS:			

SAT: _____ / _____ / _____

WATER: _____ (8 oz)	SLEEP: _____ (hrs)	BEFORE	AFTER
BREAKFAST:			
LUNCH:			
DINNER:			
BEDTIME:			
SNACKS:			

SUN: _____ / _____ / _____

WATER: _____ (8 oz)	SLEEP: _____ (hrs)	BEFORE	AFTER
BREAKFAST:			
LUNCH:			
DINNER:			
BEDTIME:			
SNACKS:			

NOTES: _____

_____

_____

_____

_____

_____

MON: _____ / _____ / _____   WEEK OF: _____

WATER: _____ (8 oz) SLEEP: _____ (hrs)		BEFORE	AFTER
BREAKFAST:			
LUNCH:			
DINNER:			
BEDTIME:			
SNACKS:			

TUE: _____ / _____ / _____

WATER: _____ (8 oz) SLEEP: _____ (hrs)		BEFORE	AFTER
BREAKFAST:			
LUNCH:			
DINNER:			
BEDTIME:			
SNACKS:			

WED: _____ / _____ / _____

WATER: _____ (8 oz) SLEEP: _____ (hrs)		BEFORE	AFTER
BREAKFAST:			
LUNCH:			
DINNER:			
BEDTIME:			
SNACKS:			

THU: _____ / _____ / _____

WATER: _____ (8 oz) SLEEP: _____ (hrs)		BEFORE	AFTER
BREAKFAST:			
LUNCH:			
DINNER:			
BEDTIME:			
SNACKS:			

FRI: _____ / _____ / _____

WATER: _____ (8 oz)	SLEEP: _____ (hrs)	BEFORE	AFTER
BREAKFAST:			
LUNCH:			
DINNER:			
BEDTIME:			
SNACKS:			

SAT: _____ / _____ / _____

WATER: _____ (8 oz)	SLEEP: _____ (hrs)	BEFORE	AFTER
BREAKFAST:			
LUNCH:			
DINNER:			
BEDTIME:			
SNACKS:			

SUN: _____ / _____ / _____

WATER: _____ (8 oz)	SLEEP: _____ (hrs)	BEFORE	AFTER
BREAKFAST:			
LUNCH:			
DINNER:			
BEDTIME:			
SNACKS:			

NOTES:

MON: _____ / _____ / _____   WEEK OF: _____

WATER: _____ (8 oz) SLEEP: _____ (hrs)	BEFORE	AFTER
BREAKFAST:		
LUNCH:		
DINNER:		
BEDTIME:		
SNACKS:		

TUE: _____ / _____ / _____

WATER: _____ (8 oz) SLEEP: _____ (hrs)	BEFORE	AFTER
BREAKFAST:		
LUNCH:		
DINNER:		
BEDTIME:		
SNACKS:		

WED: _____ / _____ / _____

WATER: _____ (8 oz) SLEEP: _____ (hrs)	BEFORE	AFTER
BREAKFAST:		
LUNCH:		
DINNER:		
BEDTIME:		
SNACKS:		

THU: _____ / _____ / _____

WATER: _____ (8 oz) SLEEP: _____ (hrs)	BEFORE	AFTER
BREAKFAST:		
LUNCH:		
DINNER:		
BEDTIME:		
SNACKS:		

FRI: _____ /_____ /_____

WATER: _____ (8 oz)	SLEEP: _____ (hrs)	BEFORE	AFTER
BREAKFAST:			
LUNCH:			
DINNER:			
BEDTIME:			
SNACKS:			

SAT: _____ /_____ /_____

WATER: _____ (8 oz)	SLEEP: _____ (hrs)	BEFORE	AFTER
BREAKFAST:			
LUNCH:			
DINNER:			
BEDTIME:			
SNACKS:			

SUN: _____ /_____ /_____

WATER: _____ (8 oz)	SLEEP: _____ (hrs)	BEFORE	AFTER
BREAKFAST:			
LUNCH:			
DINNER:			
BEDTIME:			
SNACKS:			

NOTES:

MON: _____ / _____ / _____   WEEK OF: _____

WATER: _____ (8 oz) SLEEP: _____ (hrs)	BEFORE	AFTER
BREAKFAST:		
LUNCH:		
DINNER:		
BEDTIME:		
SNACKS:		

TUE: _____ / _____ / _____

WATER: _____ (8 oz) SLEEP: _____ (hrs)	BEFORE	AFTER
BREAKFAST:		
LUNCH:		
DINNER:		
BEDTIME:		
SNACKS:		

WED: _____ / _____ / _____

WATER: _____ (8 oz) SLEEP: _____ (hrs)	BEFORE	AFTER
BREAKFAST:		
LUNCH:		
DINNER:		
BEDTIME:		
SNACKS:		

THU: _____ / _____ / _____

WATER: _____ (8 oz) SLEEP: _____ (hrs)	BEFORE	AFTER
BREAKFAST:		
LUNCH:		
DINNER:		
BEDTIME:		
SNACKS:		

FRI: _____ / _____ / _____

WATER: _____ (8 oz)	SLEEP: _____ (hrs)	BEFORE	AFTER
BREAKFAST:			
LUNCH:			
DINNER:			
BEDTIME:			
SNACKS:			

SAT: _____ / _____ / _____

WATER: _____ (8 oz)	SLEEP: _____ (hrs)	BEFORE	AFTER
BREAKFAST:			
LUNCH:			
DINNER:			
BEDTIME:			
SNACKS:			

SUN: _____ / _____ / _____

WATER: _____ (8 oz)	SLEEP: _____ (hrs)	BEFORE	AFTER
BREAKFAST:			
LUNCH:			
DINNER:			
BEDTIME:			
SNACKS:			

NOTES:

MON: _____ / _____ / _____   WEEK OF: _____

WATER: _____ (8 oz) SLEEP: _____ (hrs)		BEFORE	AFTER
BREAKFAST:			
LUNCH:			
DINNER:			
BEDTIME:			
SNACKS:			

TUE: _____ / _____ / _____

WATER: _____ (8 oz) SLEEP: _____ (hrs)		BEFORE	AFTER
BREAKFAST:			
LUNCH:			
DINNER:			
BEDTIME:			
SNACKS:			

WED: _____ / _____ / _____

WATER: _____ (8 oz) SLEEP: _____ (hrs)		BEFORE	AFTER
BREAKFAST:			
LUNCH:			
DINNER:			
BEDTIME:			
SNACKS:			

THU: _____ / _____ / _____

WATER: _____ (8 oz) SLEEP: _____ (hrs)		BEFORE	AFTER
BREAKFAST:			
LUNCH:			
DINNER:			
BEDTIME:			
SNACKS:			

FRI: _____ / _____ / _____

WATER: _____ (8 oz) SLEEP: _____ (hrs)	BEFORE	AFTER
BREAKFAST:		
LUNCH:		
DINNER:		
BEDTIME:		
SNACKS:		

SAT: _____ / _____ / _____

WATER: _____ (8 oz) SLEEP: _____ (hrs)	BEFORE	AFTER
BREAKFAST:		
LUNCH:		
DINNER:		
BEDTIME:		
SNACKS:		

SUN: _____ / _____ / _____

WATER: _____ (8 oz) SLEEP: _____ (hrs)	BEFORE	AFTER
BREAKFAST:		
LUNCH:		
DINNER:		
BEDTIME:		
SNACKS:		

NOTES:

MON: _____ / _____ / _____   WEEK OF: _____

WATER: _____ (8 oz) SLEEP: _____ (hrs)	BEFORE	AFTER
BREAKFAST:		
LUNCH:		
DINNER:		
BEDTIME:		
SNACKS:		

TUE: _____ / _____ / _____

WATER: _____ (8 oz) SLEEP: _____ (hrs)	BEFORE	AFTER
BREAKFAST:		
LUNCH:		
DINNER:		
BEDTIME:		
SNACKS:		

WED: _____ / _____ / _____

WATER: _____ (8 oz) SLEEP: _____ (hrs)	BEFORE	AFTER
BREAKFAST:		
LUNCH:		
DINNER:		
BEDTIME:		
SNACKS:		

THU: _____ / _____ / _____

WATER: _____ (8 oz) SLEEP: _____ (hrs)	BEFORE	AFTER
BREAKFAST:		
LUNCH:		
DINNER:		
BEDTIME:		
SNACKS:		

FRI: _____ / _____ / _____

WATER: _____ (8 oz) SLEEP: _____ (hrs)		BEFORE	AFTER
BREAKFAST:			
LUNCH:			
DINNER:			
BEDTIME:			
SNACKS:			

SAT: _____ / _____ / _____

WATER: _____ (8 oz) SLEEP: _____ (hrs)		BEFORE	AFTER
BREAKFAST:			
LUNCH:			
DINNER:			
BEDTIME:			
SNACKS:			

SUN: _____ / _____ / _____

WATER: _____ (8 oz) SLEEP: _____ (hrs)		BEFORE	AFTER
BREAKFAST:			
LUNCH:			
DINNER:			
BEDTIME:			
SNACKS:			

NOTES: _____
_____
_____
_____
_____
_____
_____

MON: _____ / _____ / _____   WEEK OF: _____

WATER: _____ (8 oz) SLEEP: _____ (hrs)		BEFORE	AFTER
BREAKFAST:			
LUNCH:			
DINNER:			
BEDTIME:			
SNACKS:			

TUE: _____ / _____ / _____

WATER: _____ (8 oz) SLEEP: _____ (hrs)		BEFORE	AFTER
BREAKFAST:			
LUNCH:			
DINNER:			
BEDTIME:			
SNACKS:			

WED: _____ / _____ / _____

WATER: _____ (8 oz) SLEEP: _____ (hrs)		BEFORE	AFTER
BREAKFAST:			
LUNCH:			
DINNER:			
BEDTIME:			
SNACKS:			

THU: _____ / _____ / _____

WATER: _____ (8 oz) SLEEP: _____ (hrs)		BEFORE	AFTER
BREAKFAST:			
LUNCH:			
DINNER:			
BEDTIME:			
SNACKS:			

FRI: _____ / _____ / _____

WATER: _____ (8 oz) SLEEP: _____ (hrs)		BEFORE	AFTER
BREAKFAST:			
LUNCH:			
DINNER:			
BEDTIME:			
SNACKS:			

SAT: _____ / _____ / _____

WATER: _____ (8 oz) SLEEP: _____ (hrs)		BEFORE	AFTER
BREAKFAST:			
LUNCH:			
DINNER:			
BEDTIME:			
SNACKS:			

SUN: _____ / _____ / _____

WATER: _____ (8 oz) SLEEP: _____ (hrs)		BEFORE	AFTER
BREAKFAST:			
LUNCH:			
DINNER:			
BEDTIME:			
SNACKS:			

NOTES: _____

_____

_____

_____

_____

_____

_____

MON: _____ / _____ / _____   WEEK OF: _____

WATER: _____ (8 oz) SLEEP: _____ (hrs)	BEFORE	AFTER
BREAKFAST:		
LUNCH:		
DINNER:		
BEDTIME:		
SNACKS:		

TUE: _____ / _____ / _____

WATER: _____ (8 oz) SLEEP: _____ (hrs)	BEFORE	AFTER
BREAKFAST:		
LUNCH:		
DINNER:		
BEDTIME:		
SNACKS:		

WED: _____ / _____ / _____

WATER: _____ (8 oz) SLEEP: _____ (hrs)	BEFORE	AFTER
BREAKFAST:		
LUNCH:		
DINNER:		
BEDTIME:		
SNACKS:		

THU: _____ / _____ / _____

WATER: _____ (8 oz) SLEEP: _____ (hrs)	BEFORE	AFTER
BREAKFAST:		
LUNCH:		
DINNER:		
BEDTIME:		
SNACKS:		

FRI: _____ / _____ / _____

WATER: _____ (8 oz)	SLEEP: _____ (hrs)	BEFORE	AFTER
BREAKFAST:			
LUNCH:			
DINNER:			
BEDTIME:			
SNACKS:			

SAT: _____ / _____ / _____

WATER: _____ (8 oz)	SLEEP: _____ (hrs)	BEFORE	AFTER
BREAKFAST:			
LUNCH:			
DINNER:			
BEDTIME:			
SNACKS:			

SUN: _____ / _____ / _____

WATER: _____ (8 oz)	SLEEP: _____ (hrs)	BEFORE	AFTER
BREAKFAST:			
LUNCH:			
DINNER:			
BEDTIME:			
SNACKS:			

NOTES:

MON: _____ / _____ / _____   WEEK OF: _____

WATER: _____ (8 oz) SLEEP: _____ (hrs)		BEFORE	AFTER
BREAKFAST:			
LUNCH:			
DINNER:			
BEDTIME:			
SNACKS:			

TUE: _____ / _____ / _____

WATER: _____ (8 oz) SLEEP: _____ (hrs)		BEFORE	AFTER
BREAKFAST:			
LUNCH:			
DINNER:			
BEDTIME:			
SNACKS:			

WED: _____ / _____ / _____

WATER: _____ (8 oz) SLEEP: _____ (hrs)		BEFORE	AFTER
BREAKFAST:			
LUNCH:			
DINNER:			
BEDTIME:			
SNACKS:			

THU: _____ / _____ / _____

WATER: _____ (8 oz) SLEEP: _____ (hrs)		BEFORE	AFTER
BREAKFAST:			
LUNCH:			
DINNER:			
BEDTIME:			
SNACKS:			

FRI: _____ / _____ / _____

WATER: _____ (8 oz) SLEEP: _____ (hrs)		BEFORE	AFTER
BREAKFAST:			
LUNCH:			
DINNER:			
BEDTIME:			
SNACKS:			

SAT: _____ / _____ / _____

WATER: _____ (8 oz) SLEEP: _____ (hrs)		BEFORE	AFTER
BREAKFAST:			
LUNCH:			
DINNER:			
BEDTIME:			
SNACKS:			

SUN: _____ / _____ / _____

WATER: _____ (8 oz) SLEEP: _____ (hrs)		BEFORE	AFTER
BREAKFAST:			
LUNCH:			
DINNER:			
BEDTIME:			
SNACKS:			

NOTES: _____

_____

_____

_____

_____

_____

_____

_____

MON: _____ / _____ / _____   WEEK OF: _____

WATER: _____ (8 oz)	SLEEP: _____ (hrs)	BEFORE	AFTER
BREAKFAST:			
LUNCH:			
DINNER:			
BEDTIME:			
SNACKS:			

TUE: _____ / _____ / _____

WATER: _____ (8 oz)	SLEEP: _____ (hrs)	BEFORE	AFTER
BREAKFAST:			
LUNCH:			
DINNER:			
BEDTIME:			
SNACKS:			

WED: _____ / _____ / _____

WATER: _____ (8 oz)	SLEEP: _____ (hrs)	BEFORE	AFTER
BREAKFAST:			
LUNCH:			
DINNER:			
BEDTIME:			
SNACKS:			

THU: _____ / _____ / _____

WATER: _____ (8 oz)	SLEEP: _____ (hrs)	BEFORE	AFTER
BREAKFAST:			
LUNCH:			
DINNER:			
BEDTIME:			
SNACKS:			

FRI: _____ / _____ / _____

WATER: _____ (8 oz)	SLEEP: _____ (hrs)	BEFORE	AFTER
BREAKFAST:			
LUNCH:			
DINNER:			
BEDTIME:			
SNACKS:			

SAT: _____ / _____ / _____

WATER: _____ (8 oz)	SLEEP: _____ (hrs)	BEFORE	AFTER
BREAKFAST:			
LUNCH:			
DINNER:			
BEDTIME:			
SNACKS:			

SUN: _____ / _____ / _____

WATER: _____ (8 oz)	SLEEP: _____ (hrs)	BEFORE	AFTER
BREAKFAST:			
LUNCH:			
DINNER:			
BEDTIME:			
SNACKS:			

NOTES: _____
_____
_____
_____
_____
_____
_____

MON: _____ / _____ / _____   WEEK OF: _____

WATER: _____ (8 oz) SLEEP: _____ (hrs)		BEFORE	AFTER
BREAKFAST:			
LUNCH:			
DINNER:			
BEDTIME:			
SNACKS:			

TUE: _____ / _____ / _____

WATER: _____ (8 oz) SLEEP: _____ (hrs)		BEFORE	AFTER
BREAKFAST:			
LUNCH:			
DINNER:			
BEDTIME:			
SNACKS:			

WED: _____ / _____ / _____

WATER: _____ (8 oz) SLEEP: _____ (hrs)		BEFORE	AFTER
BREAKFAST:			
LUNCH:			
DINNER:			
BEDTIME:			
SNACKS:			

THU: _____ / _____ / _____

WATER: _____ (8 oz) SLEEP: _____ (hrs)		BEFORE	AFTER
BREAKFAST:			
LUNCH:			
DINNER:			
BEDTIME:			
SNACKS:			

FRI: _____ / _____ / _____

WATER: _____ (8 oz) SLEEP: _____ (hrs)		BEFORE	AFTER
BREAKFAST:			
LUNCH:			
DINNER:			
BEDTIME:			
SNACKS:			

SAT: _____ / _____ / _____

WATER: _____ (8 oz) SLEEP: _____ (hrs)		BEFORE	AFTER
BREAKFAST:			
LUNCH:			
DINNER:			
BEDTIME:			
SNACKS:			

SUN: _____ / _____ / _____

WATER: _____ (8 oz) SLEEP: _____ (hrs)		BEFORE	AFTER
BREAKFAST:			
LUNCH:			
DINNER:			
BEDTIME:			
SNACKS:			

NOTES:

MON: _____ / _____ / _____   WEEK OF: _____

WATER: _____ (8 oz) SLEEP: _____ (hrs)		BEFORE	AFTER
BREAKFAST:			
LUNCH:			
DINNER:			
BEDTIME:			
SNACKS:			

TUE: _____ / _____ / _____

WATER: _____ (8 oz) SLEEP: _____ (hrs)		BEFORE	AFTER
BREAKFAST:			
LUNCH:			
DINNER:			
BEDTIME:			
SNACKS:			

WED: _____ / _____ / _____

WATER: _____ (8 oz) SLEEP: _____ (hrs)		BEFORE	AFTER
BREAKFAST:			
LUNCH:			
DINNER:			
BEDTIME:			
SNACKS:			

THU: _____ / _____ / _____

WATER: _____ (8 oz) SLEEP: _____ (hrs)		BEFORE	AFTER
BREAKFAST:			
LUNCH:			
DINNER:			
BEDTIME:			
SNACKS:			

FRI: _____ / _____ / _____

WATER: _____ (8 oz)	SLEEP: _____ (hrs)	BEFORE	AFTER
BREAKFAST:			
LUNCH:			
DINNER:			
BEDTIME:			
SNACKS:			

SAT: _____ / _____ / _____

WATER: _____ (8 oz)	SLEEP: _____ (hrs)	BEFORE	AFTER
BREAKFAST:			
LUNCH:			
DINNER:			
BEDTIME:			
SNACKS:			

SUN: _____ / _____ / _____

WATER: _____ (8 oz)	SLEEP: _____ (hrs)	BEFORE	AFTER
BREAKFAST:			
LUNCH:			
DINNER:			
BEDTIME:			
SNACKS:			

NOTES:

MON: _____ / _____ / _____   WEEK OF: _____

WATER: _____ (8 oz) SLEEP: _____ (hrs)	BEFORE	AFTER
BREAKFAST:		
LUNCH:		
DINNER:		
BEDTIME:		
SNACKS:		

TUE: _____ / _____ / _____

WATER: _____ (8 oz) SLEEP: _____ (hrs)	BEFORE	AFTER
BREAKFAST:		
LUNCH:		
DINNER:		
BEDTIME:		
SNACKS:		

WED: _____ / _____ / _____

WATER: _____ (8 oz) SLEEP: _____ (hrs)	BEFORE	AFTER
BREAKFAST:		
LUNCH:		
DINNER:		
BEDTIME:		
SNACKS:		

THU: _____ / _____ / _____

WATER: _____ (8 oz) SLEEP: _____ (hrs)	BEFORE	AFTER
BREAKFAST:		
LUNCH:		
DINNER:		
BEDTIME:		
SNACKS:		

FRI: _____ / _____ / _____

WATER: _____ (8 oz) SLEEP: _____ (hrs)		BEFORE	AFTER
BREAKFAST:			
LUNCH:			
DINNER:			
BEDTIME:			
SNACKS:			

SAT: _____ / _____ / _____

WATER: _____ (8 oz) SLEEP: _____ (hrs)		BEFORE	AFTER
BREAKFAST:			
LUNCH:			
DINNER:			
BEDTIME:			
SNACKS:			

SUN: _____ / _____ / _____

WATER: _____ (8 oz) SLEEP: _____ (hrs)		BEFORE	AFTER
BREAKFAST:			
LUNCH:			
DINNER:			
BEDTIME:			
SNACKS:			

NOTES:

MON: _____ / _____ / _____   WEEK OF: _____

WATER: _____ (8 oz) SLEEP: _____ (hrs)		BEFORE	AFTER
BREAKFAST:			
LUNCH:			
DINNER:			
BEDTIME:			
SNACKS:			

TUE: _____ / _____ / _____

WATER: _____ (8 oz) SLEEP: _____ (hrs)		BEFORE	AFTER
BREAKFAST:			
LUNCH:			
DINNER:			
BEDTIME:			
SNACKS:			

WED: _____ / _____ / _____

WATER: _____ (8 oz) SLEEP: _____ (hrs)		BEFORE	AFTER
BREAKFAST:			
LUNCH:			
DINNER:			
BEDTIME:			
SNACKS:			

THU: _____ / _____ / _____

WATER: _____ (8 oz) SLEEP: _____ (hrs)		BEFORE	AFTER
BREAKFAST:			
LUNCH:			
DINNER:			
BEDTIME:			
SNACKS:			

FRI: _____ / _____ / _____

WATER: _____ (8 oz)	SLEEP: _____ (hrs)	BEFORE	AFTER
BREAKFAST:			
LUNCH:			
DINNER:			
BEDTIME:			
SNACKS:			

SAT: _____ / _____ / _____

WATER: _____ (8 oz)	SLEEP: _____ (hrs)	BEFORE	AFTER
BREAKFAST:			
LUNCH:			
DINNER:			
BEDTIME:			
SNACKS:			

SUN: _____ / _____ / _____

WATER: _____ (8 oz)	SLEEP: _____ (hrs)	BEFORE	AFTER
BREAKFAST:			
LUNCH:			
DINNER:			
BEDTIME:			
SNACKS:			

NOTES:

MON: _____ / _____ / _____   WEEK OF: _____

WATER: _____ (8 oz)	SLEEP: _____ (hrs)	BEFORE	AFTER
BREAKFAST:			
LUNCH:			
DINNER:			
BEDTIME:			
SNACKS:			

TUE: _____ / _____ / _____

WATER: _____ (8 oz)	SLEEP: _____ (hrs)	BEFORE	AFTER
BREAKFAST:			
LUNCH:			
DINNER:			
BEDTIME:			
SNACKS:			

WED: _____ / _____ / _____

WATER: _____ (8 oz)	SLEEP: _____ (hrs)	BEFORE	AFTER
BREAKFAST:			
LUNCH:			
DINNER:			
BEDTIME:			
SNACKS:			

THU: _____ / _____ / _____

WATER: _____ (8 oz)	SLEEP: _____ (hrs)	BEFORE	AFTER
BREAKFAST:			
LUNCH:			
DINNER:			
BEDTIME:			
SNACKS:			

FRI: _____ / _____ / _____

WATER: _____ (8 oz) SLEEP: _____ (hrs)		BEFORE	AFTER
BREAKFAST:			
LUNCH:			
DINNER:			
BEDTIME:			
SNACKS:			

SAT: _____ / _____ / _____

WATER: _____ (8 oz) SLEEP: _____ (hrs)		BEFORE	AFTER
BREAKFAST:			
LUNCH:			
DINNER:			
BEDTIME:			
SNACKS:			

SUN: _____ / _____ / _____

WATER: _____ (8 oz) SLEEP: _____ (hrs)		BEFORE	AFTER
BREAKFAST:			
LUNCH:			
DINNER:			
BEDTIME:			
SNACKS:			

NOTES: _____
_____
_____
_____
_____
_____
_____

MON: _____ / _____ / _____   WEEK OF: _____

WATER: _____ (8 oz) SLEEP: _____ (hrs)		BEFORE	AFTER
BREAKFAST:			
LUNCH:			
DINNER:			
BEDTIME:			
SNACKS:			

TUE: _____ / _____ / _____

WATER: _____ (8 oz) SLEEP: _____ (hrs)		BEFORE	AFTER
BREAKFAST:			
LUNCH:			
DINNER:			
BEDTIME:			
SNACKS:			

WED: _____ / _____ / _____

WATER: _____ (8 oz) SLEEP: _____ (hrs)		BEFORE	AFTER
BREAKFAST:			
LUNCH:			
DINNER:			
BEDTIME:			
SNACKS:			

THU: _____ / _____ / _____

WATER: _____ (8 oz) SLEEP: _____ (hrs)		BEFORE	AFTER
BREAKFAST:			
LUNCH:			
DINNER:			
BEDTIME:			
SNACKS:			

FRI: _____ / _____ / _____

WATER: _____ (8 oz)	SLEEP: _____ (hrs)	BEFORE	AFTER
BREAKFAST:			
LUNCH:			
DINNER:			
BEDTIME:			
SNACKS:			

SAT: _____ / _____ / _____

WATER: _____ (8 oz)	SLEEP: _____ (hrs)	BEFORE	AFTER
BREAKFAST:			
LUNCH:			
DINNER:			
BEDTIME:			
SNACKS:			

SUN: _____ / _____ / _____

WATER: _____ (8 oz)	SLEEP: _____ (hrs)	BEFORE	AFTER
BREAKFAST:			
LUNCH:			
DINNER:			
BEDTIME:			
SNACKS:			

NOTES:

MON: _____ / _____ / _____   WEEK OF: _____

WATER: _____ (8 oz) SLEEP: _____ (hrs)	BEFORE	AFTER
BREAKFAST:		
LUNCH:		
DINNER:		
BEDTIME:		
SNACKS:		

TUE: _____ / _____ / _____

WATER: _____ (8 oz) SLEEP: _____ (hrs)	BEFORE	AFTER
BREAKFAST:		
LUNCH:		
DINNER:		
BEDTIME:		
SNACKS:		

WED: _____ / _____ / _____

WATER: _____ (8 oz) SLEEP: _____ (hrs)	BEFORE	AFTER
BREAKFAST:		
LUNCH:		
DINNER:		
BEDTIME:		
SNACKS:		

THU: _____ / _____ / _____

WATER: _____ (8 oz) SLEEP: _____ (hrs)	BEFORE	AFTER
BREAKFAST:		
LUNCH:		
DINNER:		
BEDTIME:		
SNACKS:		

FRI: _____ / _____ / _____

WATER: _____ (8 oz)	SLEEP: _____ (hrs)	BEFORE	AFTER
BREAKFAST:			
LUNCH:			
DINNER:			
BEDTIME:			
SNACKS:			

SAT: _____ / _____ / _____

WATER: _____ (8 oz)	SLEEP: _____ (hrs)	BEFORE	AFTER
BREAKFAST:			
LUNCH:			
DINNER:			
BEDTIME:			
SNACKS:			

SUN: _____ / _____ / _____

WATER: _____ (8 oz)	SLEEP: _____ (hrs)	BEFORE	AFTER
BREAKFAST:			
LUNCH:			
DINNER:			
BEDTIME:			
SNACKS:			

NOTES:

MON: _____ / _____ / _____   WEEK OF: _____

WATER: _____ (8 oz) SLEEP: _____ (hrs)	BEFORE	AFTER
BREAKFAST:		
LUNCH:		
DINNER:		
BEDTIME:		
SNACKS:		

TUE: _____ / _____ / _____

WATER: _____ (8 oz) SLEEP: _____ (hrs)	BEFORE	AFTER
BREAKFAST:		
LUNCH:		
DINNER:		
BEDTIME:		
SNACKS:		

WED: _____ / _____ / _____

WATER: _____ (8 oz) SLEEP: _____ (hrs)	BEFORE	AFTER
BREAKFAST:		
LUNCH:		
DINNER:		
BEDTIME:		
SNACKS:		

THU: _____ / _____ / _____

WATER: _____ (8 oz) SLEEP: _____ (hrs)	BEFORE	AFTER
BREAKFAST:		
LUNCH:		
DINNER:		
BEDTIME:		
SNACKS:		

FRI: _____ / _____ / _____

		BEFORE	AFTER
WATER: _____ (8 oz) SLEEP: _____ (hrs)		BEFORE	AFTER
BREAKFAST:			
LUNCH:			
DINNER:			
BEDTIME:			
SNACKS:			

SAT: _____ / _____ / _____

		BEFORE	AFTER
WATER: _____ (8 oz) SLEEP: _____ (hrs)		BEFORE	AFTER
BREAKFAST:			
LUNCH:			
DINNER:			
BEDTIME:			
SNACKS:			

SUN: _____ / _____ / _____

		BEFORE	AFTER
WATER: _____ (8 oz) SLEEP: _____ (hrs)		BEFORE	AFTER
BREAKFAST:			
LUNCH:			
DINNER:			
BEDTIME:			
SNACKS:			

NOTES: _____

_____

_____

_____

_____

_____

_____

MON: _____ / _____ / _____   WEEK OF: _____

WATER: _____ (8 oz) SLEEP: _____ (hrs)	BEFORE	AFTER
BREAKFAST:		
LUNCH:		
DINNER:		
BEDTIME:		
SNACKS:		

TUE: _____ / _____ / _____

WATER: _____ (8 oz) SLEEP: _____ (hrs)	BEFORE	AFTER
BREAKFAST:		
LUNCH:		
DINNER:		
BEDTIME:		
SNACKS:		

WED: _____ / _____ / _____

WATER: _____ (8 oz) SLEEP: _____ (hrs)	BEFORE	AFTER
BREAKFAST:		
LUNCH:		
DINNER:		
BEDTIME:		
SNACKS:		

THU: _____ / _____ / _____

WATER: _____ (8 oz) SLEEP: _____ (hrs)	BEFORE	AFTER
BREAKFAST:		
LUNCH:		
DINNER:		
BEDTIME:		
SNACKS:		

FRI: _____ / _____ / _____

WATER: _____ (8 oz)	SLEEP: _____ (hrs)	BEFORE	AFTER
BREAKFAST:			
LUNCH:			
DINNER:			
BEDTIME:			
SNACKS:			

SAT: _____ / _____ / _____

WATER: _____ (8 oz)	SLEEP: _____ (hrs)	BEFORE	AFTER
BREAKFAST:			
LUNCH:			
DINNER:			
BEDTIME:			
SNACKS:			

SUN: _____ / _____ / _____

WATER: _____ (8 oz)	SLEEP: _____ (hrs)	BEFORE	AFTER
BREAKFAST:			
LUNCH:			
DINNER:			
BEDTIME:			
SNACKS:			

NOTES:

MON: _____ / _____ / _____   WEEK OF: _____

WATER: _____ (8 oz) SLEEP: _____ (hrs)	BEFORE	AFTER
BREAKFAST:		
LUNCH:		
DINNER:		
BEDTIME:		
SNACKS:		

TUE: _____ / _____ / _____

WATER: _____ (8 oz) SLEEP: _____ (hrs)	BEFORE	AFTER
BREAKFAST:		
LUNCH:		
DINNER:		
BEDTIME:		
SNACKS:		

WED: _____ / _____ / _____

WATER: _____ (8 oz) SLEEP: _____ (hrs)	BEFORE	AFTER
BREAKFAST:		
LUNCH:		
DINNER:		
BEDTIME:		
SNACKS:		

THU: _____ / _____ / _____

WATER: _____ (8 oz) SLEEP: _____ (hrs)	BEFORE	AFTER
BREAKFAST:		
LUNCH:		
DINNER:		
BEDTIME:		
SNACKS:		

FRI: _____ / _____ / _____

WATER: _____ (8 oz)	SLEEP: _____ (hrs)	BEFORE	AFTER
BREAKFAST:			
LUNCH:			
DINNER:			
BEDTIME:			
SNACKS:			

SAT: _____ / _____ / _____

WATER: _____ (8 oz)	SLEEP: _____ (hrs)	BEFORE	AFTER
BREAKFAST:			
LUNCH:			
DINNER:			
BEDTIME:			
SNACKS:			

SUN: _____ / _____ / _____

WATER: _____ (8 oz)	SLEEP: _____ (hrs)	BEFORE	AFTER
BREAKFAST:			
LUNCH:			
DINNER:			
BEDTIME:			
SNACKS:			

NOTES:

MON: _____ / _____ / _____   WEEK OF: _____

WATER: _____ (8 oz)	SLEEP: _____ (hrs)	BEFORE	AFTER
BREAKFAST:			
LUNCH:			
DINNER:			
BEDTIME:			
SNACKS:			

TUE: _____ / _____ / _____

WATER: _____ (8 oz)	SLEEP: _____ (hrs)	BEFORE	AFTER
BREAKFAST:			
LUNCH:			
DINNER:			
BEDTIME:			
SNACKS:			

WED: _____ / _____ / _____

WATER: _____ (8 oz)	SLEEP: _____ (hrs)	BEFORE	AFTER
BREAKFAST:			
LUNCH:			
DINNER:			
BEDTIME:			
SNACKS:			

THU: _____ / _____ / _____

WATER: _____ (8 oz)	SLEEP: _____ (hrs)	BEFORE	AFTER
BREAKFAST:			
LUNCH:			
DINNER:			
BEDTIME:			
SNACKS:			

FRI: _____ / _____ / _____

WATER: _____ (8 oz)	SLEEP: _____ (hrs)	BEFORE	AFTER
BREAKFAST:			
LUNCH:			
DINNER:			
BEDTIME:			
SNACKS:			

SAT: _____ / _____ / _____

WATER: _____ (8 oz)	SLEEP: _____ (hrs)	BEFORE	AFTER
BREAKFAST:			
LUNCH:			
DINNER:			
BEDTIME:			
SNACKS:			

SUN: _____ / _____ / _____

WATER: _____ (8 oz)	SLEEP: _____ (hrs)	BEFORE	AFTER
BREAKFAST:			
LUNCH:			
DINNER:			
BEDTIME:			
SNACKS:			

NOTES:

MON: _____ / _____ / _____   WEEK OF: _____

WATER: _____ (8 oz) SLEEP: _____ (hrs)	BEFORE	AFTER
BREAKFAST:		
LUNCH:		
DINNER:		
BEDTIME:		
SNACKS:		

TUE: _____ / _____ / _____

WATER: _____ (8 oz) SLEEP: _____ (hrs)	BEFORE	AFTER
BREAKFAST:		
LUNCH:		
DINNER:		
BEDTIME:		
SNACKS:		

WED: _____ / _____ / _____

WATER: _____ (8 oz) SLEEP: _____ (hrs)	BEFORE	AFTER
BREAKFAST:		
LUNCH:		
DINNER:		
BEDTIME:		
SNACKS:		

THU: _____ / _____ / _____

WATER: _____ (8 oz) SLEEP: _____ (hrs)	BEFORE	AFTER
BREAKFAST:		
LUNCH:		
DINNER:		
BEDTIME:		
SNACKS:		

FRI: _____ / _____ / _____

WATER: _____ (8 oz)	SLEEP: _____ (hrs)	BEFORE	AFTER
BREAKFAST:			
LUNCH:			
DINNER:			
BEDTIME:			
SNACKS:			

SAT: _____ / _____ / _____

WATER: _____ (8 oz)	SLEEP: _____ (hrs)	BEFORE	AFTER
BREAKFAST:			
LUNCH:			
DINNER:			
BEDTIME:			
SNACKS:			

SUN: _____ / _____ / _____

WATER: _____ (8 oz)	SLEEP: _____ (hrs)	BEFORE	AFTER
BREAKFAST:			
LUNCH:			
DINNER:			
BEDTIME:			
SNACKS:			

NOTES: _____
_____
_____
_____
_____
_____
_____

MON: _____ / _____ / _____   WEEK OF: _____

WATER: _____ (8 oz) SLEEP: _____ (hrs)	BEFORE	AFTER
BREAKFAST:		
LUNCH:		
DINNER:		
BEDTIME:		
SNACKS:		

TUE: _____ / _____ / _____

WATER: _____ (8 oz) SLEEP: _____ (hrs)	BEFORE	AFTER
BREAKFAST:		
LUNCH:		
DINNER:		
BEDTIME:		
SNACKS:		

WED: _____ / _____ / _____

WATER: _____ (8 oz) SLEEP: _____ (hrs)	BEFORE	AFTER
BREAKFAST:		
LUNCH:		
DINNER:		
BEDTIME:		
SNACKS:		

THU: _____ / _____ / _____

WATER: _____ (8 oz) SLEEP: _____ (hrs)	BEFORE	AFTER
BREAKFAST:		
LUNCH:		
DINNER:		
BEDTIME:		
SNACKS:		

FRI: _____ / _____ / _____

WATER: _____ (8 oz)	SLEEP: _____ (hrs)	BEFORE	AFTER
BREAKFAST:			
LUNCH:			
DINNER:			
BEDTIME:			
SNACKS:			

SAT: _____ / _____ / _____

WATER: _____ (8 oz)	SLEEP: _____ (hrs)	BEFORE	AFTER
BREAKFAST:			
LUNCH:			
DINNER:			
BEDTIME:			
SNACKS:			

SUN: _____ / _____ / _____

WATER: _____ (8 oz)	SLEEP: _____ (hrs)	BEFORE	AFTER
BREAKFAST:			
LUNCH.			
DINNER:			
BEDTIME:			
SNACKS:			

NOTES: _____

_____

_____

_____

_____

_____

_____

MON: _____ / _____ / _____   WEEK OF: _____

WATER: _____ (8 oz) SLEEP: _____ (hrs)	BEFORE	AFTER
BREAKFAST:		
LUNCH:		
DINNER:		
BEDTIME:		
SNACKS:		

TUE: _____ / _____ / _____

WATER: _____ (8 oz) SLEEP: _____ (hrs)	BEFORE	AFTER
BREAKFAST:		
LUNCH:		
DINNER:		
BEDTIME:		
SNACKS:		

WED: _____ / _____ / _____

WATER: _____ (8 oz) SLEEP: _____ (hrs)	BEFORE	AFTER
BREAKFAST:		
LUNCH:		
DINNER:		
BEDTIME:		
SNACKS:		

THU: _____ / _____ / _____

WATER: _____ (8 oz) SLEEP: _____ (hrs)	BEFORE	AFTER
BREAKFAST:		
LUNCH:		
DINNER:		
BEDTIME:		
SNACKS:		

FRI: _____ / _____ / _____

WATER: _____ (8 oz) SLEEP: _____ (hrs)		BEFORE	AFTER
BREAKFAST:			
LUNCH:			
DINNER:			
BEDTIME:			
SNACKS:			

SAT: _____ / _____ / _____

WATER: _____ (8 oz) SLEEP: _____ (hrs)		BEFORE	AFTER
BREAKFAST:			
LUNCH:			
DINNER:			
BEDTIME:			
SNACKS:			

SUN: _____ / _____ / _____

WATER: _____ (8 oz) SLEEP: _____ (hrs)		BEFORE	AFTER
BREAKFAST:			
LUNCH:			
DINNER:			
BEDTIME:			
SNACKS:			

NOTES: _____
_____
_____
_____
_____
_____
_____

MON: _____ / _____ / _____   WEEK OF: _____

WATER: _____ (8 oz) SLEEP: _____ (hrs)		BEFORE	AFTER
BREAKFAST:			
LUNCH:			
DINNER:			
BEDTIME:			
SNACKS:			

TUE: _____ / _____ / _____

WATER: _____ (8 oz) SLEEP: _____ (hrs)		BEFORE	AFTER
BREAKFAST:			
LUNCH:			
DINNER:			
BEDTIME:			
SNACKS:			

WED: _____ / _____ / _____

WATER: _____ (8 oz) SLEEP: _____ (hrs)		BEFORE	AFTER
BREAKFAST:			
LUNCH:			
DINNER:			
BEDTIME:			
SNACKS:			

THU: _____ / _____ / _____

WATER: _____ (8 oz) SLEEP: _____ (hrs)		BEFORE	AFTER
BREAKFAST:			
LUNCH:			
DINNER:			
BEDTIME:			
SNACKS:			

FRI: _____ / _____ / _____

WATER: _____ (8 oz) SLEEP: _____ (hrs)		BEFORE	AFTER
BREAKFAST:			
LUNCH:			
DINNER:			
BEDTIME:			
SNACKS:			

SAT: _____ / _____ / _____

WATER: _____ (8 oz) SLEEP: _____ (hrs)		BEFORE	AFTER
BREAKFAST:			
LUNCH:			
DINNER:			
BEDTIME:			
SNACKS:			

SUN: _____ / _____ / _____

WATER: _____ (8 oz) SLEEP: _____ (hrs)		BEFORE	AFTER
BREAKFAST:			
LUNCH:			
DINNER:			
BEDTIME:			
SNACKS:			

NOTES: _____

_____

_____

_____

_____

_____

_____

MON: _____ / _____ / _____   WEEK OF: _____

WATER: _____ (8 oz) SLEEP: _____ (hrs)		BEFORE	AFTER
BREAKFAST:			
LUNCH:			
DINNER:			
BEDTIME:			
SNACKS:			

TUE: _____ / _____ / _____

WATER: _____ (8 oz) SLEEP: _____ (hrs)		BEFORE	AFTER
BREAKFAST:			
LUNCH:			
DINNER:			
BEDTIME:			
SNACKS:			

WED: _____ / _____ / _____

WATER: _____ (8 oz) SLEEP: _____ (hrs)		BEFORE	AFTER
BREAKFAST:			
LUNCH:			
DINNER:			
BEDTIME:			
SNACKS:			

THU: _____ / _____ / _____

WATER: _____ (8 oz) SLEEP: _____ (hrs)		BEFORE	AFTER
BREAKFAST:			
LUNCH:			
DINNER:			
BEDTIME:			
SNACKS:			

FRI: _____ / _____ / _____

WATER: _____ (8 oz) SLEEP: _____ (hrs)		BEFORE	AFTER
BREAKFAST:			
LUNCH:			
DINNER:			
BEDTIME:			
SNACKS:			

SAT: _____ / _____ / _____

WATER: _____ (8 oz) SLEEP: _____ (hrs)		BEFORE	AFTER
BREAKFAST:			
LUNCH:			
DINNER:			
BEDTIME:			
SNACKS:			

SUN: _____ / _____ / _____

WATER: _____ (8 oz) SLEEP: _____ (hrs)		BEFORE	AFTER
BREAKFAST:			
LUNCH:			
DINNER:			
BEDTIME:			
SNACKS:			

NOTES: _____
_____
_____
_____
_____
_____
_____

MON: _____ / _____ / _____   WEEK OF: _____

WATER: _____ (8 oz) SLEEP: _____ (hrs)	BEFORE	AFTER
BREAKFAST:		
LUNCH:		
DINNER:		
BEDTIME:		
SNACKS:		

TUE: _____ / _____ / _____

WATER: _____ (8 oz) SLEEP: _____ (hrs)	BEFORE	AFTER
BREAKFAST:		
LUNCH:		
DINNER:		
BEDTIME:		
SNACKS:		

WED: _____ / _____ / _____

WATER: _____ (8 oz) SLEEP: _____ (hrs)	BEFORE	AFTER
BREAKFAST:		
LUNCH:		
DINNER:		
BEDTIME:		
SNACKS:		

THU: _____ / _____ / _____

WATER: _____ (8 oz) SLEEP: _____ (hrs)	BEFORE	AFTER
BREAKFAST:		
LUNCH:		
DINNER:		
BEDTIME:		
SNACKS:		

FRI: _____ / _____ / _____

WATER: _____ (8 oz) SLEEP: _____ (hrs)		BEFORE	AFTER
BREAKFAST:			
LUNCH:			
DINNER:			
BEDTIME:			
SNACKS:			

SAT: _____ / _____ / _____

WATER: _____ (8 oz) SLEEP: _____ (hrs)		BEFORE	AFTER
BREAKFAST:			
LUNCH:			
DINNER:			
BEDTIME:			
SNACKS:			

SUN: _____ / _____ / _____

WATER: _____ (8 oz) SLEEP: _____ (hrs)		BEFORE	AFTER
BREAKFAST:			
LUNCH:			
DINNER:			
BEDTIME:			
SNACKS:			

NOTES:

MON: _____ / _____ / _____   WEEK OF: _____

WATER: _____ (8 oz) SLEEP: _____ (hrs)	BEFORE	AFTER
BREAKFAST:		
LUNCH:		
DINNER:		
BEDTIME:		
SNACKS:		

TUE: _____ / _____ / _____

WATER: _____ (8 oz) SLEEP: _____ (hrs)	BEFORE	AFTER
BREAKFAST:		
LUNCH:		
DINNER:		
BEDTIME:		
SNACKS:		

WED: _____ / _____ / _____

WATER: _____ (8 oz) SLEEP: _____ (hrs)	BEFORE	AFTER
BREAKFAST:		
LUNCH:		
DINNER:		
BEDTIME:		
SNACKS:		

THU: _____ / _____ / _____

WATER: _____ (8 oz) SLEEP: _____ (hrs)	BEFORE	AFTER
BREAKFAST:		
LUNCH:		
DINNER:		
BEDTIME:		
SNACKS:		

FRI: _____ / _____ / _____

WATER: _____ (8 oz)	SLEEP: _____ (hrs)	BEFORE	AFTER
BREAKFAST:			
LUNCH:			
DINNER:			
BEDTIME:			
SNACKS:			

SAT: _____ / _____ / _____

WATER: _____ (8 oz)	SLEEP: _____ (hrs)	BEFORE	AFTER
BREAKFAST:			
LUNCH:			
DINNER:			
BEDTIME:			
SNACKS:			

SUN: _____ / _____ / _____

WATER: _____ (8 oz)	SLEEP: _____ (hrs)	BEFORE	AFTER
BREAKFAST:			
LUNCH:			
DINNER:			
BEDTIME:			
SNACKS:			

NOTES:

MON: _____ / _____ / _____   WEEK OF: _____

WATER: _____ (8 oz) SLEEP: _____ (hrs)	BEFORE	AFTER
BREAKFAST:		
LUNCH:		
DINNER:		
BEDTIME:		
SNACKS:		

TUE: _____ / _____ / _____

WATER: _____ (8 oz) SLEEP: _____ (hrs)	BEFORE	AFTER
BREAKFAST:		
LUNCH:		
DINNER:		
BEDTIME:		
SNACKS:		

WED: _____ / _____ / _____

WATER: _____ (8 oz) SLEEP: _____ (hrs)	BEFORE	AFTER
BREAKFAST:		
LUNCH:		
DINNER:		
BEDTIME:		
SNACKS:		

THU: _____ / _____ / _____

WATER: _____ (8 oz) SLEEP: _____ (hrs)	BEFORE	AFTER
BREAKFAST:		
LUNCH:		
DINNER:		
BEDTIME:		
SNACKS:		

FRI: _____ / _____ / _____

WATER: _____ (8 oz)	SLEEP: _____ (hrs)	BEFORE	AFTER
BREAKFAST:			
LUNCH:			
DINNER:			
BEDTIME:			
SNACKS:			

SAT: _____ / _____ / _____

WATER: _____ (8 oz)	SLEEP: _____ (hrs)	BEFORE	AFTER
BREAKFAST:			
LUNCH:			
DINNER:			
BEDTIME:			
SNACKS:			

SUN: _____ / _____ / _____

WATER: _____ (8 oz)	SLEEP: _____ (hrs)	BEFORE	AFTER
BREAKFAST:			
LUNCH:			
DINNER:			
BEDTIME:			
SNACKS:			

NOTES:

MON: _____ / _____ / _____   WEEK OF: _____

WATER: _____ (8 oz) SLEEP: _____ (hrs)		BEFORE	AFTER
BREAKFAST:			
LUNCH:			
DINNER:			
BEDTIME:			
SNACKS:			

TUE: _____ / _____ / _____

WATER: _____ (8 oz) SLEEP: _____ (hrs)		BEFORE	AFTER
BREAKFAST:			
LUNCH:			
DINNER:			
BEDTIME:			
SNACKS:			

WED: _____ / _____ / _____

WATER: _____ (8 oz) SLEEP: _____ (hrs)		BEFORE	AFTER
BREAKFAST:			
LUNCH:			
DINNER:			
BEDTIME:			
SNACKS:			

THU: _____ / _____ / _____

WATER: _____ (8 oz) SLEEP: _____ (hrs)		BEFORE	AFTER
BREAKFAST:			
LUNCH:			
DINNER:			
BEDTIME:			
SNACKS:			

FRI: _____ / _____ / _____

WATER: _____ (8 oz)	SLEEP: _____ (hrs)	BEFORE	AFTER
BREAKFAST:			
LUNCH:			
DINNER:			
BEDTIME:			
SNACKS:			

SAT: _____ / _____ / _____

WATER: _____ (8 oz)	SLEEP: _____ (hrs)	BEFORE	AFTER
BREAKFAST:			
LUNCH:			
DINNER:			
BEDTIME:			
SNACKS:			

SUN: _____ / _____ / _____

WATER: _____ (8 oz)	SLEEP: _____ (hrs)	BEFORE	AFTER
BREAKFAST:			
LUNCH:			
DINNER:			
BEDTIME:			
SNACKS:			

NOTES: _____

_____

_____

_____

_____

_____

_____

MON: _____ / _____ / _____   WEEK OF: _____

WATER: _____ (8 oz) SLEEP: _____ (hrs)	BEFORE	AFTER
BREAKFAST:		
LUNCH:		
DINNER:		
BEDTIME:		
SNACKS:		

TUE: _____ / _____ / _____

WATER: _____ (8 oz) SLEEP: _____ (hrs)	BEFORE	AFTER
BREAKFAST:		
LUNCH:		
DINNER:		
BEDTIME:		
SNACKS:		

WED: _____ / _____ / _____

WATER: _____ (8 oz) SLEEP: _____ (hrs)	BEFORE	AFTER
BREAKFAST:		
LUNCH:		
DINNER:		
BEDTIME:		
SNACKS:		

THU: _____ / _____ / _____

WATER: _____ (8 oz) SLEEP: _____ (hrs)	BEFORE	AFTER
BREAKFAST:		
LUNCH:		
DINNER:		
BEDTIME:		
SNACKS:		

FRI: _____ / _____ / _____

WATER: _____ (8 oz) SLEEP: _____ (hrs)		BEFORE	AFTER
BREAKFAST:			
LUNCH:			
DINNER:			
BEDTIME:			
SNACKS:			

SAT: _____ / _____ / _____

WATER: _____ (8 oz) SLEEP: _____ (hrs)		BEFORE	AFTER
BREAKFAST:			
LUNCH:			
DINNER:			
BEDTIME:			
SNACKS:			

SUN: _____ / _____ / _____

WATER: _____ (8 oz) SLEEP: _____ (hrs)		BEFORE	AFTER
BREAKFAST:			
LUNCH.			
DINNER:			
BEDTIME:			
SNACKS:			

NOTES: _____

_____

_____

_____

_____

_____

_____

MON: _____ / _____ / _____   WEEK OF: _____

WATER: _____ (8 oz) SLEEP: _____ (hrs)	BEFORE	AFTER
BREAKFAST:		
LUNCH:		
DINNER:		
BEDTIME:		
SNACKS:		

TUE: _____ / _____ / _____

WATER: _____ (8 oz) SLEEP: _____ (hrs)	BEFORE	AFTER
BREAKFAST:		
LUNCH:		
DINNER:		
BEDTIME:		
SNACKS:		

WED: _____ / _____ / _____

WATER: _____ (8 oz) SLEEP: _____ (hrs)	BEFORE	AFTER
BREAKFAST:		
LUNCH:		
DINNER:		
BEDTIME:		
SNACKS:		

THU: _____ / _____ / _____

WATER: _____ (8 oz) SLEEP: _____ (hrs)	BEFORE	AFTER
BREAKFAST:		
LUNCH:		
DINNER:		
BEDTIME:		
SNACKS:		

FRI: _____ / _____ / _____

WATER: _____ (8 oz) SLEEP: _____ (hrs)		BEFORE	AFTER
BREAKFAST:			
LUNCH:			
DINNER:			
BEDTIME:			
SNACKS:			

SAT: _____ / _____ / _____

WATER: _____ (8 oz) SLEEP: _____ (hrs)		BEFORE	AFTER
BREAKFAST:			
LUNCH:			
DINNER:			
BEDTIME:			
SNACKS:			

SUN: _____ / _____ / _____

WATER: _____ (8 oz) SLEEP: _____ (hrs)		BEFORE	AFTER
BREAKFAST:			
LUNCH.			
DINNER:			
BEDTIME:			
SNACKS:			

NOTES:

MON: _____ / _____ / _____   WEEK OF: _____

WATER: _____ (8 oz) SLEEP: _____ (hrs)		BEFORE	AFTER
BREAKFAST:			
LUNCH:			
DINNER:			
BEDTIME:			
SNACKS:			

TUE: _____ / _____ / _____

WATER: _____ (8 oz) SLEEP: _____ (hrs)		BEFORE	AFTER
BREAKFAST:			
LUNCH:			
DINNER:			
BEDTIME:			
SNACKS:			

WED: _____ / _____ / _____

WATER: _____ (8 oz) SLEEP: _____ (hrs)		BEFORE	AFTER
BREAKFAST:			
LUNCH:			
DINNER:			
BEDTIME:			
SNACKS:			

THU: _____ / _____ / _____

WATER: _____ (8 oz) SLEEP: _____ (hrs)		BEFORE	AFTER
BREAKFAST:			
LUNCH:			
DINNER:			
BEDTIME:			
SNACKS:			

FRI: _____ / _____ / _____

WATER: _____ (8 oz) SLEEP: _____ (hrs)		BEFORE	AFTER
BREAKFAST:			
LUNCH:			
DINNER:			
BEDTIME:			
SNACKS:			

SAT: _____ / _____ / _____

WATER: _____ (8 oz) SLEEP: _____ (hrs)		BEFORE	AFTER
BREAKFAST:			
LUNCH:			
DINNER:			
BEDTIME:			
SNACKS:			

SUN: _____ / _____ / _____

WATER: _____ (8 oz) SLEEP: _____ (hrs)		BEFORE	AFTER
BREAKFAST:			
LUNCH:			
DINNER:			
BEDTIME:			
SNACKS:			

NOTES:
_____
_____
_____
_____
_____
_____
_____

MON: _____ / _____ / _____   WEEK OF: _____

WATER: _____ (8 oz) SLEEP: _____ (hrs)		BEFORE	AFTER
BREAKFAST:			
LUNCH:			
DINNER:			
BEDTIME:			
SNACKS:			

TUE: _____ / _____ / _____

WATER: _____ (8 oz) SLEEP: _____ (hrs)		BEFORE	AFTER
BREAKFAST:			
LUNCH:			
DINNER:			
BEDTIME:			
SNACKS:			

WED: _____ / _____ / _____

WATER: _____ (8 oz) SLEEP: _____ (hrs)		BEFORE	AFTER
BREAKFAST:			
LUNCH:			
DINNER:			
BEDTIME:			
SNACKS:			

THU: _____ / _____ / _____

WATER: _____ (8 oz) SLEEP: _____ (hrs)		BEFORE	AFTER
BREAKFAST:			
LUNCH:			
DINNER:			
BEDTIME:			
SNACKS:			

FRI: _____ / _____ / _____

WATER: _____ (8 oz)	SLEEP: _____ (hrs)	BEFORE	AFTER
BREAKFAST:			
LUNCH:			
DINNER:			
BEDTIME:			
SNACKS:			

SAT: _____ / _____ / _____

WATER: _____ (8 oz)	SLEEP: _____ (hrs)	BEFORE	AFTER
BREAKFAST:			
LUNCH:			
DINNER:			
BEDTIME:			
SNACKS:			

SUN: _____ / _____ / _____

WATER: _____ (8 oz)	SLEEP: _____ (hrs)	BEFORE	AFTER
BREAKFAST:			
LUNCH:			
DINNER:			
BEDTIME:			
SNACKS:			

NOTES:

MON: _____ / _____ / _____   WEEK OF: _____

WATER: _____ (8 oz) SLEEP: _____ (hrs)	BEFORE	AFTER
BREAKFAST:		
LUNCH:		
DINNER:		
BEDTIME:		
SNACKS:		

TUE: _____ / _____ / _____

WATER: _____ (8 oz) SLEEP: _____ (hrs)	BEFORE	AFTER
BREAKFAST:		
LUNCH:		
DINNER:		
BEDTIME:		
SNACKS:		

WED: _____ / _____ / _____

WATER: _____ (8 oz) SLEEP: _____ (hrs)	BEFORE	AFTER
BREAKFAST:		
LUNCH:		
DINNER:		
BEDTIME:		
SNACKS:		

THU: _____ / _____ / _____

WATER: _____ (8 oz) SLEEP: _____ (hrs)	BEFORE	AFTER
BREAKFAST:		
LUNCH:		
DINNER:		
BEDTIME:		
SNACKS:		

FRI: _____ / _____ / _____

WATER: _____ (8 oz) SLEEP: _____ (hrs)		BEFORE	AFTER
BREAKFAST:			
LUNCH:			
DINNER:			
BEDTIME:			
SNACKS:			

SAT: _____ / _____ / _____

WATER: _____ (8 oz) SLEEP: _____ (hrs)		BEFORE	AFTER
BREAKFAST:			
LUNCH:			
DINNER:			
BEDTIME:			
SNACKS:			

SUN: _____ / _____ / _____

WATER: _____ (8 oz) SLEEP: _____ (hrs)		BEFORE	AFTER
BREAKFAST:			
LUNCH.			
DINNER:			
BEDTIME:			
SNACKS:			

NOTES: _____

_____

_____

_____

_____

_____

_____

MON: _____ / _____ / _____   WEEK OF: _____

WATER: _____ (8 oz) SLEEP: _____ (hrs)		BEFORE	AFTER
BREAKFAST:			
LUNCH:			
DINNER:			
BEDTIME:			
SNACKS:			

TUE: _____ / _____ / _____

WATER: _____ (8 oz) SLEEP: _____ (hrs)		BEFORE	AFTER
BREAKFAST:			
LUNCH:			
DINNER:			
BEDTIME:			
SNACKS:			

WED: _____ / _____ / _____

WATER: _____ (8 oz) SLEEP: _____ (hrs)		BEFORE	AFTER
BREAKFAST:			
LUNCH:			
DINNER:			
BEDTIME:			
SNACKS:			

THU: _____ / _____ / _____

WATER: _____ (8 oz) SLEEP: _____ (hrs)		BEFORE	AFTER
BREAKFAST:			
LUNCH:			
DINNER:			
BEDTIME:			
SNACKS:			

FRI: _____ / _____ / _____

WATER: _____ (8 oz) SLEEP: _____ (hrs)		BEFORE	AFTER
BREAKFAST:			
LUNCH:			
DINNER:			
BEDTIME:			
SNACKS:			

SAT: _____ / _____ / _____

WATER: _____ (8 oz) SLEEP: _____ (hrs)		BEFORE	AFTER
BREAKFAST:			
LUNCH:			
DINNER:			
BEDTIME:			
SNACKS:			

SUN: _____ / _____ / _____

WATER: _____ (8 oz) SLEEP: _____ (hrs)		BEFORE	AFTER
BREAKFAST:			
LUNCH:			
DINNER:			
BEDTIME:			
SNACKS:			

NOTES:

MON: _____ / _____ / _____   WEEK OF: _____

WATER: _____ (8 oz) SLEEP: _____ (hrs)	BEFORE	AFTER
BREAKFAST:		
LUNCH:		
DINNER:		
BEDTIME:		
SNACKS:		

TUE: _____ / _____ / _____

WATER: _____ (8 oz) SLEEP: _____ (hrs)	BEFORE	AFTER
BREAKFAST:		
LUNCH:		
DINNER:		
BEDTIME:		
SNACKS:		

WED: _____ / _____ / _____

WATER: _____ (8 oz) SLEEP: _____ (hrs)	BEFORE	AFTER
BREAKFAST:		
LUNCH:		
DINNER:		
BEDTIME:		
SNACKS:		

THU: _____ / _____ / _____

WATER: _____ (8 oz) SLEEP: _____ (hrs)	BEFORE	AFTER
BREAKFAST:		
LUNCH:		
DINNER:		
BEDTIME:		
SNACKS:		

FRI: _____ /_____ /_____

WATER: _____ (8 oz) SLEEP: _____ (hrs)		BEFORE	AFTER
BREAKFAST:			
LUNCH:			
DINNER:			
BEDTIME:			
SNACKS:			

SAT: _____ /_____ /_____

WATER: _____ (8 oz) SLEEP: _____ (hrs)		BEFORE	AFTER
BREAKFAST:			
LUNCH:			
DINNER:			
BEDTIME:			
SNACKS:			

SUN: _____ /_____ /_____

WATER: _____ (8 oz) SLEEP: _____ (hrs)		BEFORE	AFTER
BREAKFAST:			
LUNCH:			
DINNER:			
BEDTIME:			
SNACKS:			

NOTES:

MON: _____ / _____ / _____   WEEK OF: _____

WATER: _____ (8 oz) SLEEP: _____ (hrs)		BEFORE	AFTER
BREAKFAST:			
LUNCH:			
DINNER:			
BEDTIME:			
SNACKS:			

TUE: _____ / _____ / _____

WATER: _____ (8 oz) SLEEP: _____ (hrs)		BEFORE	AFTER
BREAKFAST:			
LUNCH:			
DINNER:			
BEDTIME:			
SNACKS:			

WED: _____ / _____ / _____

WATER: _____ (8 oz) SLEEP: _____ (hrs)		BEFORE	AFTER
BREAKFAST:			
LUNCH:			
DINNER:			
BEDTIME:			
SNACKS:			

THU: _____ / _____ / _____

WATER: _____ (8 oz) SLEEP: _____ (hrs)		BEFORE	AFTER
BREAKFAST:			
LUNCH:			
DINNER:			
BEDTIME:			
SNACKS:			

FRI: _____ / _____ / _____

WATER: _____ (8 oz) SLEEP: _____ (hrs)		BEFORE	AFTER
BREAKFAST:			
LUNCH:			
DINNER:			
BEDTIME:			
SNACKS:			

SAT: _____ / _____ / _____

WATER: _____ (8 oz) SLEEP: _____ (hrs)		BEFORE	AFTER
BREAKFAST:			
LUNCH:			
DINNER:			
BEDTIME:			
SNACKS:			

SUN: _____ / _____ / _____

WATER: _____ (8 oz) SLEEP: _____ (hrs)		BEFORE	AFTER
BREAKFAST:			
LUNCH:			
DINNER:			
BEDTIME:			
SNACKS:			

NOTES: _____

_____

_____

_____

_____

_____

_____

MON: _____ / _____ / _____   WEEK OF: _____

WATER: _____ (8 oz) SLEEP: _____ (hrs)	BEFORE	AFTER
BREAKFAST:		
LUNCH:		
DINNER:		
BEDTIME:		
SNACKS:		

TUE: _____ / _____ / _____

WATER: _____ (8 oz) SLEEP: _____ (hrs)	BEFORE	AFTER
BREAKFAST:		
LUNCH:		
DINNER:		
BEDTIME:		
SNACKS:		

WED: _____ / _____ / _____

WATER: _____ (8 oz) SLEEP: _____ (hrs)	BEFORE	AFTER
BREAKFAST:		
LUNCH:		
DINNER:		
BEDTIME:		
SNACKS:		

THU: _____ / _____ / _____

WATER: _____ (8 oz) SLEEP: _____ (hrs)	BEFORE	AFTER
BREAKFAST:		
LUNCH:		
DINNER:		
BEDTIME:		
SNACKS:		

FRI: _____ /_____ /_____

WATER: _____ (8 oz)	SLEEP: _____ (hrs)	BEFORE	AFTER
BREAKFAST:			
LUNCH:			
DINNER:			
BEDTIME:			
SNACKS:			

SAT: _____ /_____ /_____

WATER: _____ (8 oz)	SLEEP: _____ (hrs)	BEFORE	AFTER
BREAKFAST:			
LUNCH:			
DINNER:			
BEDTIME:			
SNACKS:			

SUN: _____ /_____ /_____

WATER: _____ (8 oz)	SLEEP: _____ (hrs)	BEFORE	AFTER
BREAKFAST:			
LUNCH:			
DINNER:			
BEDTIME:			
SNACKS:			

NOTES:

MON: _____ / _____ / _____   WEEK OF: _____

WATER: _____ (8 oz) SLEEP: _____ (hrs)	BEFORE	AFTER
BREAKFAST:		
LUNCH:		
DINNER:		
BEDTIME:		
SNACKS:		

TUE: _____ / _____ / _____

WATER: _____ (8 oz) SLEEP: _____ (hrs)	BEFORE	AFTER
BREAKFAST:		
LUNCH:		
DINNER:		
BEDTIME:		
SNACKS:		

WED: _____ / _____ / _____

WATER: _____ (8 oz) SLEEP: _____ (hrs)	BEFORE	AFTER
BREAKFAST:		
LUNCH:		
DINNER:		
BEDTIME:		
SNACKS:		

THU: _____ / _____ / _____

WATER: _____ (8 oz) SLEEP: _____ (hrs)	BEFORE	AFTER
BREAKFAST:		
LUNCH:		
DINNER:		
BEDTIME:		
SNACKS:		

FRI: _____ / _____ / _____

WATER: _____ (8 oz)	SLEEP: _____ (hrs)	BEFORE	AFTER
BREAKFAST:			
LUNCH:			
DINNER:			
BEDTIME:			
SNACKS:			

SAT: _____ / _____ / _____

WATER: _____ (8 oz)	SLEEP: _____ (hrs)	BEFORE	AFTER
BREAKFAST:			
LUNCH:			
DINNER:			
BEDTIME:			
SNACKS:			

SUN: _____ / _____ / _____

WATER: _____ (8 oz)	SLEEP: _____ (hrs)	BEFORE	AFTER
BREAKFAST:			
LUNCH:			
DINNER:			
BEDTIME:			
SNACKS:			

NOTES:

MON: _____ / _____ / _____   WEEK OF: _____

WATER: _____ (8 oz) SLEEP: _____ (hrs)	BEFORE	AFTER
BREAKFAST:		
LUNCH:		
DINNER:		
BEDTIME:		
SNACKS:		

TUE: _____ / _____ / _____

WATER: _____ (8 oz) SLEEP: _____ (hrs)	BEFORE	AFTER
BREAKFAST:		
LUNCH:		
DINNER:		
BEDTIME:		
SNACKS:		

WED: _____ / _____ / _____

WATER: _____ (8 oz) SLEEP: _____ (hrs)	BEFORE	AFTER
BREAKFAST:		
LUNCH:		
DINNER:		
BEDTIME:		
SNACKS:		

THU: _____ / _____ / _____

WATER: _____ (8 oz) SLEEP: _____ (hrs)	BEFORE	AFTER
BREAKFAST:		
LUNCH:		
DINNER:		
BEDTIME:		
SNACKS:		

FRI: _____ / _____ / _____

		BEFORE	AFTER
WATER: _____ (8 oz) SLEEP: _____ (hrs)			
BREAKFAST:			
LUNCH:			
DINNER:			
BEDTIME:			
SNACKS:			

SAT: _____ / _____ / _____

		BEFORE	AFTER
WATER: _____ (8 oz) SLEEP: _____ (hrs)			
BREAKFAST:			
LUNCH:			
DINNER:			
BEDTIME:			
SNACKS:			

SUN: _____ / _____ / _____

		BEFORE	AFTER
WATER: _____ (8 oz) SLEEP: _____ (hrs)			
BREAKFAST:			
LUNCH:			
DINNER:			
BEDTIME:			
SNACKS:			

NOTES: _____
_____
_____
_____
_____
_____
_____

MON: _____ / _____ / _____   WEEK OF: _____

WATER: _____ (8 oz) SLEEP: _____ (hrs)		BEFORE	AFTER
BREAKFAST:			
LUNCH:			
DINNER:			
BEDTIME:			
SNACKS:			

TUE: _____ / _____ / _____

WATER: _____ (8 oz) SLEEP: _____ (hrs)		BEFORE	AFTER
BREAKFAST:			
LUNCH:			
DINNER:			
BEDTIME:			
SNACKS:			

WED: _____ / _____ / _____

WATER: _____ (8 oz) SLEEP: _____ (hrs)		BEFORE	AFTER
BREAKFAST:			
LUNCH:			
DINNER:			
BEDTIME:			
SNACKS:			

THU: _____ / _____ / _____

WATER: _____ (8 oz) SLEEP: _____ (hrs)		BEFORE	AFTER
BREAKFAST:			
LUNCH:			
DINNER:			
BEDTIME:			
SNACKS:			

FRI: _____ / _____ / _____

WATER: _____ (8 oz) SLEEP: _____ (hrs)		BEFORE	AFTER
BREAKFAST:			
LUNCH:			
DINNER:			
BEDTIME:			
SNACKS:			

SAT: _____ / _____ / _____

WATER: _____ (8 oz) SLEEP: _____ (hrs)		BEFORE	AFTER
BREAKFAST:			
LUNCH:			
DINNER:			
BEDTIME:			
SNACKS:			

SUN: _____ / _____ / _____

WATER: _____ (8 oz) SLEEP: _____ (hrs)		BEFORE	AFTER
BREAKFAST:			
LUNCH:			
DINNER:			
BEDTIME:			
SNACKS:			

NOTES:

MON: _____ / _____ / _____ WEEK OF: _____

WATER: _____ (8 oz) SLEEP: _____ (hrs)		BEFORE	AFTER
BREAKFAST:			
LUNCH:			
DINNER:			
BEDTIME:			
SNACKS:			

TUE: _____ / _____ / _____

WATER: _____ (8 oz) SLEEP: _____ (hrs)		BEFORE	AFTER
BREAKFAST:			
LUNCH:			
DINNER:			
BEDTIME:			
SNACKS:			

WED: _____ / _____ / _____

WATER: _____ (8 oz) SLEEP: _____ (hrs)		BEFORE	AFTER
BREAKFAST:			
LUNCH:			
DINNER:			
BEDTIME:			
SNACKS:			

THU: _____ / _____ / _____

WATER: _____ (8 oz) SLEEP: _____ (hrs)		BEFORE	AFTER
BREAKFAST:			
LUNCH:			
DINNER:			
BEDTIME:			
SNACKS:			

FRI: _____ / _____ / _____

WATER: _____ (8 oz) SLEEP: _____ (hrs)		BEFORE	AFTER
BREAKFAST:			
LUNCH:			
DINNER:			
BEDTIME:			
SNACKS:			

SAT: _____ / _____ / _____

WATER: _____ (8 oz) SLEEP: _____ (hrs)		BEFORE	AFTER
BREAKFAST:			
LUNCH:			
DINNER:			
BEDTIME:			
SNACKS:			

SUN: _____ / _____ / _____

WATER: _____ (8 oz) SLEEP: _____ (hrs)		BEFORE	AFTER
BREAKFAST:			
LUNCH:			
DINNER:			
BEDTIME:			
SNACKS:			

NOTES: _____

_____

_____

_____

_____

_____

_____

MON: _____ / _____ / _____   WEEK OF: _____

WATER: _____ (8 oz) SLEEP: _____ (hrs)	BEFORE	AFTER
BREAKFAST:		
LUNCH:		
DINNER:		
BEDTIME:		
SNACKS:		

TUE: _____ / _____ / _____

WATER: _____ (8 oz) SLEEP: _____ (hrs)	BEFORE	AFTER
BREAKFAST:		
LUNCH:		
DINNER:		
BEDTIME:		
SNACKS:		

WED: _____ / _____ / _____

WATER: _____ (8 oz) SLEEP: _____ (hrs)	BEFORE	AFTER
BREAKFAST:		
LUNCH:		
DINNER:		
BEDTIME:		
SNACKS:		

THU: _____ / _____ / _____

WATER: _____ (8 oz) SLEEP: _____ (hrs)	BEFORE	AFTER
BREAKFAST:		
LUNCH:		
DINNER:		
BEDTIME:		
SNACKS:		

FRI: _____ / _____ / _____

WATER: _____ (8 oz) SLEEP: _____ (hrs)		BEFORE	AFTER
BREAKFAST:			
LUNCH:			
DINNER:			
BEDTIME:			
SNACKS:			

SAT: _____ / _____ / _____

WATER: _____ (8 oz) SLEEP: _____ (hrs)		BEFORE	AFTER
BREAKFAST:			
LUNCH:			
DINNER:			
BEDTIME:			
SNACKS:			

SUN: _____ / _____ / _____

WATER: _____ (8 oz) SLEEP: _____ (hrs)		BEFORE	AFTER
BREAKFAST:			
LUNCH:			
DINNER:			
BEDTIME:			
SNACKS:			

NOTES:

MON: _____ / _____ / _____   WEEK OF: _____

WATER: _____ (8 oz) SLEEP: _____ (hrs)		BEFORE	AFTER
BREAKFAST:			
LUNCH:			
DINNER:			
BEDTIME:			
SNACKS:			

TUE: _____ / _____ / _____

WATER: _____ (8 oz) SLEEP: _____ (hrs)		BEFORE	AFTER
BREAKFAST:			
LUNCH:			
DINNER:			
BEDTIME:			
SNACKS:			

WED: _____ / _____ / _____

WATER: _____ (8 oz) SLEEP: _____ (hrs)		BEFORE	AFTER
BREAKFAST:			
LUNCH:			
DINNER:			
BEDTIME:			
SNACKS:			

THU: _____ / _____ / _____

WATER: _____ (8 oz) SLEEP: _____ (hrs)		BEFORE	AFTER
BREAKFAST:			
LUNCH:			
DINNER:			
BEDTIME:			
SNACKS:			

FRI: _____ / _____ / _____

		BEFORE	AFTER
WATER: _____ (8 oz) SLEEP: _____ (hrs)			
BREAKFAST:			
LUNCH:			
DINNER:			
BEDTIME:			
SNACKS:			

SAT: _____ / _____ / _____

		BEFORE	AFTER
WATER: _____ (8 oz) SLEEP: _____ (hrs)			
BREAKFAST:			
LUNCH:			
DINNER:			
BEDTIME:			
SNACKS:			

SUN: _____ / _____ / _____

		BEFORE	AFTER
WATER: _____ (8 oz) SLEEP: _____ (hrs)			
BREAKFAST:			
LUNCH:			
DINNER:			
BEDTIME:			
SNACKS:			

NOTES: _____

_____

_____

_____

_____

_____

_____

MON: _____ / _____ / _____   WEEK OF: _____

WATER: _____ (8 oz) SLEEP: _____ (hrs)		BEFORE	AFTER
BREAKFAST:			
LUNCH:			
DINNER:			
BEDTIME:			
SNACKS:			

TUE: _____ / _____ / _____

WATER: _____ (8 oz) SLEEP: _____ (hrs)		BEFORE	AFTER
BREAKFAST:			
LUNCH:			
DINNER:			
BEDTIME:			
SNACKS:			

WED: _____ / _____ / _____

WATER: _____ (8 oz) SLEEP: _____ (hrs)		BEFORE	AFTER
BREAKFAST:			
LUNCH:			
DINNER:			
BEDTIME:			
SNACKS:			

THU: _____ / _____ / _____

WATER: _____ (8 oz) SLEEP: _____ (hrs)		BEFORE	AFTER
BREAKFAST:			
LUNCH:			
DINNER:			
BEDTIME:			
SNACKS:			

FRI: _____ / _____ / _____

WATER: _____ (8 oz)	SLEEP: _____ (hrs)	BEFORE	AFTER
BREAKFAST:			
LUNCH:			
DINNER:			
BEDTIME:			
SNACKS:			

SAT: _____ / _____ / _____

WATER: _____ (8 oz)	SLEEP: _____ (hrs)	BEFORE	AFTER
BREAKFAST:			
LUNCH:			
DINNER:			
BEDTIME:			
SNACKS:			

SUN: _____ / _____ / _____

WATER: _____ (8 oz)	SLEEP: _____ (hrs)	BEFORE	AFTER
BREAKFAST:			
LUNCH:			
DINNER:			
BEDTIME:			
SNACKS:			

NOTES:

MON: _____ / _____ / _____   WEEK OF: _____

WATER: _____ (8 oz) SLEEP: _____ (hrs)		BEFORE	AFTER
BREAKFAST:			
LUNCH:			
DINNER:			
BEDTIME:			
SNACKS:			

TUE: _____ / _____ / _____

WATER: _____ (8 oz) SLEEP: _____ (hrs)		BEFORE	AFTER
BREAKFAST:			
LUNCH:			
DINNER:			
BEDTIME:			
SNACKS:			

WED: _____ / _____ / _____

WATER: _____ (8 oz) SLEEP: _____ (hrs)		BEFORE	AFTER
BREAKFAST:			
LUNCH:			
DINNER:			
BEDTIME:			
SNACKS:			

THU: _____ / _____ / _____

WATER: _____ (8 oz) SLEEP: _____ (hrs)		BEFORE	AFTER
BREAKFAST:			
LUNCH:			
DINNER:			
BEDTIME:			
SNACKS:			

FRI: _____ / _____ / _____

WATER: _____ (8 oz)	SLEEP: _____ (hrs)	BEFORE	AFTER
BREAKFAST:			
LUNCH:			
DINNER:			
BEDTIME:			
SNACKS:			

SAT: _____ / _____ / _____

WATER: _____ (8 oz)	SLEEP: _____ (hrs)	BEFORE	AFTER
BREAKFAST:			
LUNCH:			
DINNER:			
BEDTIME:			
SNACKS:			

SUN: _____ / _____ / _____

WATER: _____ (8 oz)	SLEEP: _____ (hrs)	BEFORE	AFTER
BREAKFAST:			
LUNCH:			
DINNER:			
BEDTIME:			
SNACKS:			

NOTES: _____

_____

_____

_____

_____

_____

_____

MON: _____ / _____ / _____   WEEK OF: _____

WATER: _____ (8 oz) SLEEP: _____ (hrs)		BEFORE	AFTER
BREAKFAST:			
LUNCH:			
DINNER:			
BEDTIME:			
SNACKS:			

TUE: _____ / _____ / _____

WATER: _____ (8 oz) SLEEP: _____ (hrs)		BEFORE	AFTER
BREAKFAST:			
LUNCH:			
DINNER:			
BEDTIME:			
SNACKS:			

WED: _____ / _____ / _____

WATER: _____ (8 oz) SLEEP: _____ (hrs)		BEFORE	AFTER
BREAKFAST:			
LUNCH:			
DINNER:			
BEDTIME:			
SNACKS:			

THU: _____ / _____ / _____

WATER: _____ (8 oz) SLEEP: _____ (hrs)		BEFORE	AFTER
BREAKFAST:			
LUNCH:			
DINNER:			
BEDTIME:			
SNACKS:			

FRI: _____ / _____ / _____

WATER: _____ (8 oz)	SLEEP: _____ (hrs)	BEFORE	AFTER
BREAKFAST:			
LUNCH:			
DINNER:			
BEDTIME:			
SNACKS:			

SAT: _____ / _____ / _____

WATER: _____ (8 oz)	SLEEP: _____ (hrs)	BEFORE	AFTER
BREAKFAST:			
LUNCH:			
DINNER:			
BEDTIME:			
SNACKS:			

SUN: _____ / _____ / _____

WATER: _____ (8 oz)	SLEEP: _____ (hrs)	BEFORE	AFTER
BREAKFAST:			
LUNCH.			
DINNER:			
BEDTIME:			
SNACKS:			

NOTES: _____
_____
_____
_____
_____
_____
_____
_____

MON: _____ / _____ / _____   WEEK OF: _____

WATER: _____ (8 oz) SLEEP: _____ (hrs)	BEFORE	AFTER
BREAKFAST:		
LUNCH:		
DINNER:		
BEDTIME:		
SNACKS:		

TUE: _____ / _____ / _____

WATER: _____ (8 oz) SLEEP: _____ (hrs)	BEFORE	AFTER
BREAKFAST:		
LUNCH:		
DINNER:		
BEDTIME:		
SNACKS:		

WED: _____ / _____ / _____

WATER: _____ (8 oz) SLEEP: _____ (hrs)	BEFORE	AFTER
BREAKFAST:		
LUNCH:		
DINNER:		
BEDTIME:		
SNACKS:		

THU: _____ / _____ / _____

WATER: _____ (8 oz) SLEEP: _____ (hrs)	BEFORE	AFTER
BREAKFAST:		
LUNCH:		
DINNER:		
BEDTIME:		
SNACKS:		

FRI: _____ / _____ / _____

		BEFORE	AFTER
WATER: _____ (8 oz) SLEEP: _____ (hrs)			
BREAKFAST:			
LUNCH:			
DINNER:			
BEDTIME:			
SNACKS:			

SAT: _____ / _____ / _____

		BEFORE	AFTER
WATER: _____ (8 oz) SLEEP: _____ (hrs)			
BREAKFAST:			
LUNCH:			
DINNER:			
BEDTIME:			
SNACKS:			

SUN: _____ / _____ / _____

		BEFORE	AFTER
WATER: _____ (8 oz) SLEEP: _____ (hrs)			
BREAKFAST:			
LUNCH.			
DINNER:			
BEDTIME:			
SNACKS:			

NOTES: _____

_____

_____

_____

_____

_____

_____

MON: _____ / _____ / _____　　　　　　　　WEEK OF: _____

WATER: _____ (8 oz)　　SLEEP: _____ (hrs)		BEFORE	AFTER
BREAKFAST:			
LUNCH:			
DINNER:			
BEDTIME:			
SNACKS:			

TUE: _____ / _____ / _____

WATER: _____ (8 oz)　　SLEEP: _____ (hrs)		BEFORE	AFTER
BREAKFAST:			
LUNCH:			
DINNER:			
BEDTIME:			
SNACKS:			

WED: _____ / _____ / _____

WATER: _____ (8 oz)　　SLEEP: _____ (hrs)		BEFORE	AFTER
BREAKFAST:			
LUNCH:			
DINNER:			
BEDTIME:			
SNACKS:			

THU: _____ / _____ / _____

WATER: _____ (8 oz)　　SLEEP: _____ (hrs)		BEFORE	AFTER
BREAKFAST:			
LUNCH:			
DINNER:			
BEDTIME:			
SNACKS:			

FRI: _____ / _____ / _____

WATER: _____ (8 oz) SLEEP: _____ (hrs)		BEFORE	AFTER
BREAKFAST:			
LUNCH:			
DINNER:			
BEDTIME:			
SNACKS:			

SAT: _____ / _____ / _____

WATER: _____ (8 oz) SLEEP: _____ (hrs)		BEFORE	AFTER
BREAKFAST:			
LUNCH:			
DINNER:			
BEDTIME:			
SNACKS:			

SUN: _____ / _____ / _____

WATER: _____ (8 oz) SLEEP: _____ (hrs)		BEFORE	AFTER
BREAKFAST:			
LUNCH:			
DINNER:			
BEDTIME:			
SNACKS:			

NOTES:

MON: _____ / _____ / _____   WEEK OF: _____

WATER: _____ (8 oz)	SLEEP: _____ (hrs)	BEFORE	AFTER
BREAKFAST:			
LUNCH:			
DINNER:			
BEDTIME:			
SNACKS:			

TUE: _____ / _____ / _____

WATER: _____ (8 oz)	SLEEP: _____ (hrs)	BEFORE	AFTER
BREAKFAST:			
LUNCH:			
DINNER:			
BEDTIME:			
SNACKS:			

WED: _____ / _____ / _____

WATER: _____ (8 oz)	SLEEP: _____ (hrs)	BEFORE	AFTER
BREAKFAST:			
LUNCH:			
DINNER:			
BEDTIME:			
SNACKS:			

THU: _____ / _____ / _____

WATER: _____ (8 oz)	SLEEP: _____ (hrs)	BEFORE	AFTER
BREAKFAST:			
LUNCH:			
DINNER:			
BEDTIME:			
SNACKS:			

FRI: _____ / _____ / _____

WATER: _____ (8 oz) SLEEP: _____ (hrs)		BEFORE	AFTER
BREAKFAST:			
LUNCH:			
DINNER:			
BEDTIME:			
SNACKS:			

SAT: _____ / _____ / _____

WATER: _____ (8 oz) SLEEP: _____ (hrs)		BEFORE	AFTER
BREAKFAST:			
LUNCH:			
DINNER:			
BEDTIME:			
SNACKS:			

SUN: _____ / _____ / _____

WATER: _____ (8 oz) SLEEP: _____ (hrs)		BEFORE	AFTER
BREAKFAST:			
LUNCH:			
DINNER:			
BEDTIME:			
SNACKS:			

NOTES:

Manufactured by Amazon.ca
Bolton, ON